AF602997

GUÉRISON RAPIDE

DE L'ENTORSE ET DU DIASTASIS

PAR

L'APPLICATION MÉTHODIQUE

De la belladone

DISPARITION PRESQUE INSTANTANÉE
DE L'ÉLÉMENT DOULEUR

PAR

J. ABEILLE

Chevalier de la Légion d'honneur.
Ancien médecin ordinaire de l'hôpital du Val-de-Grâce et du Roule.
Deux fois lauréat de l'Institut de France et de l'Académie de Médecine de Paris.
Lauréat de l'École d'Instruction du Val-de-Grâce, médaille d'or de la Société de Médecine de Toulouse, ancien président de la Société de Médecine pratique de Paris.
Membre des Sociétés de Médecine de Lyon, Bordeaux,
Toulouse, Marseille, Dijon, etc.

PARIS
LIBRAIRIE J.-B. BAILLIÈRE ET FILS
Rue Hautefeuille, 19, près le boulevard Saint-Germain.

1888

Tous droits réservés.

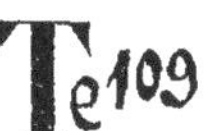
Te109

GUÉRISON RAPIDE

DE L'ENTORSE ET DU DIASTASIS

Te 227

TRAVAUX DU MÊME AUTEUR

Variations des parties constituantes du sang. (*Gaz. des hôp.*, Paris, 1849.)

Cure des tumeurs hémorroïdales. (*Gaz. des hôp.*, 1849.)

Mémoire sur la myelite chronique. (*Gaz. des hôp.*, 1849.)

Coagulation du sang par l'électro-puncture. (*Bull. de l'Ac. de méd.*, 1849, t. XIV, p. 972, et *Gaz. des hôp.*, 1850.)

Mémoires sur les injections iodées. Paris, 1849, in-8, 80 pages. Prix de la Société de médecine de Toulouse.

Effets thérapeutiques de la gomme-gutte. (*Gaz. des hôp.*, 1849 et 1850.)

Du tartre stibié à haute dose. Prix de l'Académie de médecine en 1850.

Rôle des divers états morbides intercurrents dans les endémies de fièvres paludéennes. (*Gaz. des hôp.*, 1850.)

De l'électricité comme moyen de rappeler à la vie, dans la mort apparente par inhalations de chloroforme. (Académie des sciences, 1850.)

Mémoire sur la paraplégie indépendante de la myélite. Prix de l'Académie de médecine en 1851.

Influence exercée par l'engorgement de la rate, suite de fièvres paludéennes dans les hydropisies. (*Gaz. des hôp*, 1851.)

Effets du copahu et du cubèbe. (*Bull. de l'Acad. de méd.*, 1851, t. XVII, p. 218, et *Gaz. des hôp.*, 1852.)

Traité des hydropisies et des kystes, considérés dans les cavités closes naturelles et accidentelles. Paris, 1852, 1 vol. in-8 de 600 pages. Prix de 2000 francs de l'Institut de France.

Des kystes péri-hépatiques séreux, purulents et hydatiques. (*Gaz. des hôp.*, 1853.)

Mémoire sur la thoracentèse. (*Gaz. des hôp.*, 1853.)

Sepulchretum ou collection de mémoires et observations curieuses, pour servir à l'étude de la pathologie médicale. Paris, 1853, in-8, 179 pages.

Des injections iodées dans le traitement des abcès symptomatiques de lésions osseuses. Paris, 1853, in-8, 41 pages.

Études cliniques sur la paraplégie indépendante de la myélite, traitement. Paris, 1854, in-8. 116 pages. Prix de l'Académie de médecine.

Application de l'électricité pour combattre les constipations opiniâtres. (*Gaz. des hôp.*, 1854.)

Du sulfate de strychnine dans le traitement du choléra. Paris, 1854, in-8, 31 pages. (*Bull. de l'Acad. de méd.*, 1854, t. XIX, p. 1003, et *Moniteur des hôpitaux.*)

Traité des maladies à urines albumineuses et sucrées, ou de l'albuminurie et du diabète sucré dans leurs rapports avec les maladies. Paris, 1863, 1 vol. in-8. Couronné par l'Académie des sciences.

Mémoire sur la péritonite partielle, les abcès iliaques et la tumeur stercorale. (*Gaz. des hôp.*, 1863.)

La non-contagion du choléra. (*Gaz. des hôp.*, 1866.)

Guérison spontanee du pneumo-thorax. (*Gaz. méd. de Paris*, 1867.)

Chirurgie conservatrice. Exposé d'une méthode nouvelle pour obtenir l'organisation immédiate des plaies traumatiques ou chirurgicales. (*Bull. de l'Acad. de méd.*, 1857, t. XXXII, p. 1147, et Paris, 1874, in-8, 226 pages.

Traitement du croup, par les inhalations de vapeurs humides de sulfure de mercure. Paris, 1867-69, 3 parties in-8, 90 pages. (*Gaz. méd. de Paris, Courrier médical* et *Gazette des hôpitaux.*)

Tumeurs fibreuses intra et extra-utérines. (*Gaz. méd. de Paris*, 1868.)

Antagonisme de l'opium dans l'empoisonnement par la belladone. (*Bull. de l'Acad. de méd.*, 1869 et *France méd.* 1869.)

Guérison des épanchements purulents les plus graves de la plèvre. In-8 de 45 pages avec figures.

L'électricité appliquée à la thérapeutique chirurgicale. Paris, 1870, grand in-8, 110 pages.

Traitement des maladies chroniques de l'utérus. Guérison radicale des déviations, inflexions et déplacements jusqu'ici réputés incurables par une nouvelle méthode exempte de tout danger, 2e édition. Paris, 1877, 1 vol. in-8 avec figures.

La chirurgie ignée en général et ses avantages en particulier dans les maladies chroniques et rebelles de l'utérus. 1 vol. in-8 de 452 pages.

GUÉRISON RAPIDE

DE L'ENTORSE ET DU DIASTASIS

PAR

L'APPLICATION MÉTHODIQUE

De la belladone

BIBLIOTHÈQUE NATIONALE B.F. IMPRIMÉS

DISPARITION PRESQUE INSTANTANÉE
DE L'ÉLÉMENT DOULEUR

PAR

J. ABEILLE

Chevalier de la Légion d'honneur,
Ancien médecin ordinaire de l'hôpital du Val-de-Grâce et du Roule.
Deux fois lauréat de l'Institut de France et de l'Académie de Médecine de Paris,
Lauréat de l'École d'Instruction du Val-de-Grâce, médaille d'or de la Société de Médecine
de Toulouse, ancien président de la Société de Médecine pratique de Paris-
Membre des Sociétés de Médecine de Lyon, Bordeaux,
Toulouse, Marseille, Dijon, etc.

PARIS
LIBRAIRIE J.-B. BAILLIÈRE ET FILS
Rue Hautefeuille, 19, près le boulevard Saint-Germain.

1888

Tous droits réservés.

GUÉRISON RAPIDE
DE L'ENTORSE ET DU DIASTASIS

PAR

L'Application méthodique de la Belladone

DISPARITION PRESQUE INSTANTANÉE
DE L'ÉLÉMENT DOULEUR

A. — PRÉCIS SUR L'ENTORSE ET LE DIASTASIS

L'entorse a été longtemps confondue avec le diastasis, ainsi que le démontre Boyer, quand il dit (2e édition, tome IV, page 3) : « L'usage a réservé le nom de diastasis pour l'éloignement latéral de deux os longs, articulés entre eux par les côtés correspondants de leurs extrémités, et surtout par les lésions de ce genre qui intéressent des articulations immobiles, comme sont celles du tibia avec le péroné et celle des os du bassin entre eux ; mais il est facile de voir que ces accidents rentrent dans l'entorse, dont ils ne diffèrent nullement, puisqu'ils ne peuvent avoir lieu sans une distension violente et même sans la rupture de ligaments. »

Les chirurgiens contemporains, pour la plupart, conservent le mot entorse dans son acception la plus légitime et n'admett nt pas le diatasis, faisant rentrer dans les luxations les lésions que désigne ce mot, tels Samuel Cooper, Kust, Nélaton, Malgaigne et surtout les auteurs du *Compendium* (tome II, page 375).

De fait, l'entorse peut exister seule, et c'est alors l'entorse simple dans toute son expression légitime ; elle peut être accompagnée de diastasis avec écartement des surfaces articulaires, sans qu'il y ait luxation ; elle peut être suivie de luxation par suite de la même violence qui l'a produite; enfin, elle peut être suivie de luxation avec fracture de l'une des extrémités qui participent à la luxation, comme celle du péroné et même du tibia: mais alors ce sont toutes ces dernières lésions qui prédominent et l'entorse reste naturellement, tout à fait en sous-ordre et même en dehors pour le traitement; de sorte que, en conservant le mot diastasis dans son expression la plus simple, je puis considérer l'entorse simple comme type et admettre encore l'entorse avec un certain degré de diastasis, et alors elle commence à se compliquer.

Dans ces deux cas, il peut y avoir, sans luxation ou subluxation à aucun degré, distension plus ou moins violente des ligaments, jusqu'à leur déchirure, distension des coulisses tendineuses et des tendons, jusqu'à leur rupture, distension des synoviales jusqu'à leur déchirure et même décollement partiel de quelques portions de cartilages. Toutes ces lésions appartiennent bien en propre à l'entorse avec complication ou non d'un certain degré de diastasis, mais sans la moindre trace de luxation, tandis que le diastasis complet et violent est accompagné souvent de luxation ou de subluxation en dehors, en dedans ou en haut, alors souvent avec fracture de l'extrémité d'un des os longs. Ces distinctions devaient être rigoureusement établies, pour parler comme je veux le faire, de ce traitement unique et vraiment prodigieux par ses résultats immédiats.

Aujourd'hui la science courante a adopté comme traitement classique de l'entorse simple le massage et la compression méthodique aidée d'ablutions ou d'irrigations froides, et plus tard de douches.

Mais dans cette entorse simple, et à plus forte raison dans celle compliquée d'un certain degré de diastasis, il faut distinguer deux sortes de phénomènes morbides, ou plutôt deux éléments qui dominent la scène : 1° L'élément douleur qui arrive en première ligne; 2° les extravasations sanguines ou séro-sanguines dans les tissus ambiants; en un mot, les dépôts plasmatiques ou leucoplasies consécutives.

La douleur résulte immédiatement de l'extension violente subie par les parties. Cette douleur augmente ensuite par les extravasations sanguines ou séro-sanguines, les leucoplasies, les dépôts plasmatiques qui engorgent les tissus, compriment, irritent les ramuscules nerveuses, tiennent engorgées les capillaires de distribution et forment un ensemble de pression par distension qui porte au plus haut point l'élément douleur. Ceci bien expliqué, j'arrive à ce traitement.

Scientifiquement il faut prendre le bien partout où on le trouve, et quand l'expérimentation a démontré surabondamment la réalité d'un fait, n'est-ce pas un devoir de le mettre en pleine lumière?

C'est pourquoi je me permets de livrer à la méditation de mes confrères les praticiens le résultat d'une expérience qui n'a pas eu moins de vingt ans de durée.

B. — ORIGINE DE L'EXPÉRIMENTATION

Il s'agit d'un remède qui supprime la douleur à bref délai, presque instantanément, dans les entorses, quelles que soient les lésions dont elles s'accompagnent.

Voici, en quelques mots, ce qui me mit sur la piste de cette découverte quelque peu originale.

Première observation. — C'était en 1857, dans le courant de mars, autant que je peux me le rappeler; M. Ducolombier, alors secrétaire général de la Compagnie de Bessèges, pour les charbonnages, située rue Basse-du-Rempart, arrivait au siège de la Compagnie, vers neuf heures du matin, un peu en retard, et montait rapidement l'escalier. Il glissa, fit une chute dans laquelle il attrapa une violente entorse de l'articulation tibio-tarsienne droite. La douleur était si violente qu'il ne pouvait s'empêcher de crier, assis qu'il était resté sur une marche de l'escalier.

Entre temps, Maisonneuve, qui soignait un malade dans la maison, arrivait dans le vestibule; entendant des plaintes gémissantes, il active son ascension et se trouve en face de notre blessé. Demander à la concierge de la maison une bande, des compresses, de l'eau froide, enlever la bottine et la chaussette du pied malade fut l'affaire d'un clin d'œil.

Il se met alors à pratiquer le massage avec toute l'expérience du chirurgien éminent que l'on sait, et. après un quart d'heure, il applique un bandage imbibé d'eau froide autour de l'articulation. M. Ducolombier, qui depuis a été tué dans l'affreuse catastrophe arrivée au chemin de fer à Asnières, fut remonté dans son bureau. Ne pouvant résister à la douleur, surchargé d'affaires, il demandait à cor et à cris d'être soulagé et de pouvoir se mettre à la besogne. Le garçon de bureau lui indique une fameuse rebouteuse qui guérit toutes les entorses. C'est une excellente et vieille religieuse de l'Hôtel-Dieu.

Aidé d'un de ses amis et de son garçon de bureau, il arrive à dix heures et demie du matin chez moi, sautant sur une seule jambe en s'appuyant des mains sur les épaules de ses deux compagnons; une voiture l'attendait à la porte.

Après narration de son accident. « Docteur, me dit-il, j'ai besoin d'être très vite guéri et de pouvoir beaucoup travailler; on vient de m'indiquer une bonne vieille sœur de l'Hôtel-Dieu, qui possède un remède souverain pour guérir les entorses rapidement et qui fait ainsi de très nombreuses cures. Mon ami et mon garçon de bureau m'incitent à aller la voir, me promettant que je serai guéri demain. Qu'en pensez-vous et que dois-je faire? »

— Puisque vous en avez le très grand désir et que vous ne me consultez que pour la forme, répondis-je; puisqu'il ne s'agit pas de manœuvres de rebouteurs à exercer sur l'articulation, et qu'il ne s'agit que d'un topique local, allez-y de suite et revenez ce soir me donner des nouvelles. »

Voici quel était à ce moment l'état du malade : Douleurs atroces, intolérables, malgré le desserrement du bandage circulaire; impossibilité absolue d'appuyer le pied à terre sans exacerber les souffrances; marche à clochepied en s'appuyant sur les deux aides; porté à bras pour la descente de l'escalier et la mise en voiture.

A huit heures du soir, M. Ducolombier revient tout seul me voir. Il peut appuyer sur son pied sans souffrance et marcher, puisqu'il a monté seul l'escalier et qu'il se promène dans mon cabinet. Il a encore autour de l'articulation un emplâtre qu'il ne doit enlever qu'au bout de quarante-huit heures.

Il faut bien se rendre à l'évidence; le fait est patent, indéniable, indiscutable.

Je demandai alors à M. Ducolombier de vouloir bien me confier l'emplâtre, quand il l'aura enlevé, pour le faire analyser. Ce qui fut exécuté le lendemain, et le surlendemain, après analyse faite par un excellent pharmacien, ce topique, ainsi que le démontra l'analyse, était un mélange d'extrait de belladone et d'extrait d'opium.

M. Ducolombier put continuer à vaquer à ses affaires et je ne l'entendis plus se plaindre de son pied.

Deuxième observation. — Trois jours après j'étais auprès d'un malade, boulevard Mazas, malade atteint de tuberculose pulmonaire, quand un grainetier monté sur une grande voiture de paille, dans la cour, et en train de la décharger, glisse, tombe sur le pavé les pieds portant sur le sol, le corps incline à droite sur le genou fléchi et subit une entorse violente du genou droit; on me savait dans la maison, on m'appelle.

Le patient souffre horriblement : je constate une forte entorse avec déjettement de la rotule en dehors presque complément luxée. Mon premier soin fut d'en opérer la réduction. Je formulai ensuite le mélange suivant :

Axonge, 20 grammes;
Cérat, 10 grammes;
Extrait de belladone, 15 grammes;
Extrait thébaïque, 15 grammes.

J'attends qu'on rapporte la pommade. Quand elle est arrivée, j'en couvre l'articulation du genou, je pose par-dessus une lame d'ouate imbibée d'eau froide, par-dessus l'ouate un taffetas gommé et avec un simple mouchoir je fais tenir le tout. Je recommande de faire de même deux fois dans la journée, deux fois dans la nuit et autant le lendemain, puis je m'esquive, attendant avec quelque anxiété le résultat.

Revenu le surlendemain chez mon tuberculeux, je demande des nouvelles du grainetier; on me le montre dans la cour faisant charger dans sa voiture les provisions d'un client.

Je descends, je le questionne : huit heures après la première application de la pommade toute douleur avait cessé et on avait eu toutes les peines du monde pour le tenir couché.

Il avait passé une très bonne nuit, s'était levé le lendemain matin, avait pu marcher toute la journée en conservant l'appareil renouvelé, et, le voilà le surlendemain à sa besogne comme s'il ne lui était rien arrivé.

J'ai de la peine à le convaincre qu'il faut faire les onctions et le même pansement pendant trois jours encore.

Revu après trois jours, il a pu vaquer à ses affaires, travailler. Il ne ressent plus ni gêne ni douleur. Il est bien guéri.

C'est tout simplement admirable. Quoiqu'il n'y ait eu aucune déchirure autour ou dans l'articulation, aucun décollement de cartilage, l'élément douleur n'en existait pas moins à un haut degré, comme dans toute entorse, même la plus simple. L'élément douleur a été rapidement vaincu, et la congestion, suite nécessaire de l'entorse, s'est rapidement résorbée.

Il y a là des considérations de physiologie pathologique multiples à déduire; c'est ce que je ferai plus tard.

Troisième observation. — A huit jours d'intervalle, au nº 13 de la rue Cambacérès, acquis depuis par le ministère de l'intérieur, il y a un petit hôtel au fond de la cour qui était autrefois ombragé par quelques grands arbres et était alors habité par un riche américain. En 1868 au mois de mars, ce locataire faisait tailler ces arbres. L'ouvrier occupé à cette besogne glisse du haut d'un ormeau, tombe sur le pied droit qui se renverse en dedans. Je suis immédiatement appelé. Je crus d'abord à une fracture du péroné avec luxation de l'articulation tibio-tarsienne. L'enflure n'étant pas très prononcée, je pus m'assurer qu'il n'y avait pas de fracture et que le pied avait à peu de chose près sa direction à laquelle je pus le ramener facilement.

Mais les douleurs étaient si grandes que le blessé demandait instamment d'être envoyé à l'hôpital.

L'opulent américain ne le permit pas, il le fit installer dans son hôtel et le confia à mes soins. J'appliquai immédiatement le nouveau traitement purement et simplement avec ordre de le renouveler trois fois dans la journée, le membre étant au repos. Il était midi ; à neuf heures du soir les douleurs avaient disparu. La nuit fut calme avec sommeil. Pendant deux jours même application. Le troisième on ne peut plus tenir cet homme au repos, mais le pansement est maintenu. Le quatrième il retourne chez lui et le cinquième il revient crânement achever la taille des arbres sur lesquels il grimpe avec dextérité.

Quatrième observation. — En voici une d'une gravité accentuée et qui aurait dû être classée parmi les arthrites traumatiques plutôt que parmi les entorses. Elle date de vers la fin de de 1869 (décembre).

Un ouvrier de chez M. Mesureur, entrepreneur de couvertures et plomberie, fait une chute d'environ trois mètres du haut d'un échafaudage qui se casse sous lui. Il n'a jamais pu dire nettement comment il est tombé et l'on voit qu'il ne sait absolument rien quand il veut répondre à mes questions.

C'est trois heures après sa chute que je suis appelé par son patron. Il est au lit, couché horizontalement. Il ne souffre nulle part que dans le genou gauche, mais là ses souffrances sont extrêmement vives.

Cet homme n'est point un buveur, c'est un ouvrier d'élite, et la preuve, c'est que M. Mesureur l'estime et tient beaucoup à lui.

L'articulation du genou est très gonflée, ayant près du double de volume de sa congénère ; les saillies osseuses ont disparu ; elle a la forme arrondie, on ne peut imprimer le moindre mouvement à l'article sans arracher des cris au blessé. La palpation même est très douloureuse. J'ai de la peine à constater au milieu de cette tuméfaction la fluctuation profonde qui dénote un épanchement articulaire.

Toutefois il m'est démontré qu'il n'y a pas de fracture des condiles du fémur et du tibia.

Le ligament rotulien n'est pas fracturé ni déchiré non plus. Les ligaments latéraux externes et internes peuvent avoir subi quelques éraflures, cependant dans les mouvements latéraux, ils paraissent jouir encore de leur résistance.

Cet ouvrier qui a 28 à 30 ans est vigoureux, bien charpenté. Il a eu quelques frissons, il y a une heure environ, et quand j'arrive auprès de lui, sans avoir la peau très chaude, son pouls dépasse 100 à la minute. Je ne veux pas m'aventurer à lui appliquer simplement le traitement de l'entorse. Je fais couvrir l'articulation par 12 sangsues dont on laissera couler longtemps les piqûres et on couvrira l'articulation d'un cataplasme de farine de lin. Deux jours après le volume de l'articulation et la tension ont diminué.

Cependant les douleurs sont sensiblement les mêmes au repos et augmentent considérablement au moindre mouvement de l'article. Je fais alors l'application de la pommade avec le même pansement que dans les autres cas; ces applications devant être renouvelées trois fois par jour et par nuit. La nuit est calme et le malade peut dormir. Le troisième jour toute douleur a cessé, l'articulation est réduite à peu près au volume de sa congénère; des mouvements de latéralité et de flexion peuvent être exécutés sans douleur à tel point que le malade demande à se lever; deux jours de repos encore avec les mêmes applications de pommade lui sont prescrits.

Après ce temps il se lève, marche facilement sans douleur aucune et cinq jours après, c'est-à-dire le dixième, il reprend son travail qu'il n'a plus cessé.

A cet exemple je vais en joindre un autre d'autant plus probant, qu'il m'est personnel et que je puis le décrire, d'après mes sensations, avec une exactitude rigoureuse.

Cinquième observation. — En septembre 1885, étant à Dieppe, je fis une chute dans l'escalier de l'Hôtel Royal, tombant sur mon siège, en obliquant à droite, la jambe fléchie sur la cuisse l'articulation du genou droit fut fortement déjetée à droite, presque tout le poids du corps porta ainsi sur cette articulation déjetée; je sentis, avec une douleur extrêmement vive, un craquement dans le genou. Je crus sur l'instant que l'articulation était déboitée. Je pus me relever néanmoins et marcher pendant deux heures sans trop de douleur. Il me semblait même qu'en marchant je me trouvais mieux.

Mais, remonté dans ma chambre située au premier, j'éprouvai une tension considérable dans l'articulation et des douleurs tellement vives que je ne pouvais, ni me coucher, ni rester assis; la seule position supportable était la station debout, la jambe un peu fléchie. Je crus calmer mes souffrances par des applications d'eau froide : Il n'en fut rien; elles devinrent tellement violentes qu'elles m'arrachaient des cris. Je pensais à faire une application de sangsues, mais cela me retiendrait à Dieppe, privé des soins de ma famille. Il était alors neuf heures et demie du matin. Je fais de suite une ordonnance pour ma pommade de belladone, qui n'arrive qu'une demi heure après, ce qui me paraît un siècle, tant je souffre. Je donne ordre de me conduire en victoria au chemin de fer pour le départ de onze heures et demie.

Je fais de suite une onction tout autour de l'articulation avec la pommade dont je laisse une couche dessus; application d'une lame d'ouate trempée dans l'eau froide par-dessus et recouverte par un taffetas gommé, le tout est maintenu avec un mouchoir en cornette.

Au bout d'une demi-heure je peux m'étendre sur mon lit sans trop souffrir; au bout de trois quarts d'heure, nouvelle application. Un quart d'heure après je pouvais remuer mon genou; il n'y avait plus qu'une douleur extrêmement modérée, presque sourde; à 11 heures, troisième application. Je me lève un quart d'heure après, je peux m'habiller aisément.

Je pus descendre en me tenant à la rampe; monter dans la victoria sans m'aider de personne, remonter de même dans un compartiment retenu d'avance; le train part et cinq minutes après je m'endors pour ne me réveiller qu'à trois heures et demie à la Gare Saint-Lazare.

Rentré chez moi, je me couche à neuf heures, après avoir renouvelé le pansement. Je le refais le lendemain à sept heures, après une excellente nuit. Je le répète à midi.

Pendant trois nuits encore je fais l'application de la pommade et puis c'est tout. Je reprends ma vie et mes promenades de tous les jours.

Est-ce un exemple assez frappant ?

Sixième observation. — Ce qui m'avait donné une confiance absolue dans ce remède, outre les nombreuses observations que j'avais recueillies chez les autres, c'est que, en Juillet 1858, descendant de chez un malade logé au troisième étage dans la maison du Cercle de l'Union, boulevard de la Madeleine, je glissai, tombai sur le dos et dégringolai ainsi jusqu'au palier inférieur.

Instinctivement j'avais voulu m'arrêter dans ma dégringolade en me retenant par la main droite à un barreau de la rampe que j'avais saisie, mais le poids du corps l'emportant, surtout parce que je roulais rapidement à gauche, la main fut violentée pour désamparer du barreau, et en me relevant, je ne constatai absolument rien sur mon corps, mais j'avais attrapé une forte entorse au poignet ainsi qu'à l'articulation du pouce avec le métacarpien. J'employai de suite les onctions et l'eau froide.

Je me servais encore à ce moment de la pommade composée de belladone et d'extrait thébaïque par parties égales. Plus tard, j'ai jugé inutile l'extrait thébaïque.

J'étais guéri en trois jours et les douleurs avaient cessé dès les premières douze heures.

Septième observation. — Encore celle-ci, sur ma personne, et la plus intéressante de toutes.

En novembre 1886, sortant de dîner de chez ma fille, je descendais l'escalier, lorsque arrivé à la seconde marche, mon pied droit la manque, je ne sais comment, et je fais une chute terrible, la tête première; mon chapeau est fendu et a préservé le crâne; mon corps pirouette de gauche à droite; mon fils, qui descendait devant, se retourne, se jette sur moi et m'arrête au milieu de cet escalier haut et rapide.

Après m'être remis sur mes jambes, nous constatons qu'il n'y a qu'une légère érosion sur le front. Je m'étais cru perdu dans cette chute. J'éprouve une violente douleur sur le grand trochanter gauche, une douleur non moins vive sur la partie externe du cou-de-pied du même côté et sur toute la région dorsale de ce pied.

Quoique cela, avec ma tenacité à vouloir tout braver, je descends les autres étages en me tenant à la rampe. Je traverse la cour à pied, et il me semble que cela me fait du bien, ce qui m'incite à rentrer chez moi à pied, à huit à dix minutes de là ; j'arrive, je peux monter, mais à grand'-peine, mon premier étage, et, sitôt rentré dans l'appartement, j'envoie chercher la pommade de belladone. A ce moment, je souffre horriblement, on a de la peine à me déshabiller et à me coucher.

Sur le grand trochanter, il y a une énorme contusion, mais rien que cela. Du côté de la malléole externe gauche il y a une forte enflure qui s'étend sur toute la face dorsale du pied ; les mouvements de l'articulation et des fléchisseurs superficiels et profonds sont impossibles, à cause des grandes douleurs. Je m'attends à passer une très mauvaise nuit ; on m'applique la pommade et la ouate imbibée d'eau froide sur le grand trochanter et sur tout le pied, y compris l'articulation. On me veille toute la nuit pour renouveler encore trois fois les mêmes applications. A une heure je m'endors profondément jusqu'à huit heures du matin, n'ayant été réveillé qu'à moitié par le renouvellement des pansements.

Je me lève à dix heures, après un cinquième pansement. Je peux marcher aisément dans l'appartement ; la contusion du grand trochanter me fait seule encore souffrir, mais d'une façon très supportable.

Quatre nouveaux pansements, le dernier à dix heures du soir en me couchant; nuit excellente sans réveil; sensation pénible à la région trochantérienne, quand, en me retournant dans mon lit, je retombais sur elle, ce fut tout.

Je me lève de bonne heure ; à trois heures de l'après midi je me fais conduire au Bois et je descends avenue des Acacias avec ma fille. Je peux marcher sans douleur, sans fatigue, jusqu'à la cascade. Là, craignant de trop fatiguer mon pied, je remonte en voiture et je rentre ; l'épreuve était décisive.

Le seul inconvénient que j'éprouve, le soir, c'est la tuméfaction du pied avec une teinte jaune bleuâtre, qui s'étend à trois ou quatre pouces au-dessus de la malléole externe, indice d'extravasation sanguine ou séro-sanguine. En me couchant, pansement.

Le lendemain matin la tuméfaction du pied a disparu presque en entier. A dater de ce moment je reprends mes occupations et mes promenades quotidiennes que je prolonge graduellement jusqu'à une heure et demie et deux heures. Tous les soirs même gonflement du pied et même pansement pour la nuit. Bref, au bout de deux mois, tout gonflement a disparu et les ecchymoses se sont dissipées depuis longtemps. Jusqu'au sixième mois, je ressens, le soir, une petite gêne dans les coulisses tendineuses des fléchisseurs superficiels et profonds du pied; mais comme tous les matins je me fais frictionner le corps avec l'eau-de-vie de marc, cette gêne dans les coulisses tendineuses est complètement dissipée. Me voilà redevenu, à soixante-dix-huit ans, l'homme aussi robuste, plus robuste qu'à soixante, diminué extrêmement de l'embonpoint morbide que j'avais auparavant et pouvant faire mes promenades à pied de deux à trois heures régulièrement.

Peut-on trouver un résultat plus frappant de l'excellence de la pommade à la belladone contre l'élément douleur à la suite des entorses, quelque graves qu'elles soient, et celle-ci a été exceptionnellement grave à cause des articulations tarsiennes et tarso-métatarsiennes qui ont été évidemment lésées dans cette effroyable chute. Au lecteur d'en juger.

J'aurais pu, après l'exposition de ces faits, m'en tenir là, mais je dois citer encore, au milieu d'observations excessivement nombreuses, quelques-unes des plus remarquables par leur gravité et leurs complications.

Trois ou quatre vont suffire à l'élucidation complète d'une question de thérapeutique, d'autant plus facile à contrôler, que les entorses s'observent tous les jours.

Huitième observation. — La chose se passe en novembre 1871. Une dame X..., de mes clientes, âgée d'une cinquantaine d'années, demeurant 8, rue de la Tour-des-Dames, fait une chute en descendant son escalier du premier étage qu'elle occupe et roule jusqu'à la porte du concierge. Tout le poids de son corps dans cette chute a porté sur la main que Mme X... avait mise instinctivement en avant pour se retenir ou parer un coup grave. On la remonte chez elle, on couvre la main, le poignet, une partie de l'avant-bras, car on croyait à une fracture, avec des compresses d'eau froide, et je suis appelé une heure environ après l'accident. Mme X... est restée évanouie pendant une demi-heure, et quand elle a récupéré sa connaissance, elle se plaint de souffrir affreusement dans le poignet et la partie inférieure de l'avant-bras, d'avoir tous ses doigts engourdis et comme parcourus par des fourmis.

A mon arrivée elle est étendue sur son lit, le bras gauche reposant à côté d'elle. Quand j'enlève les linges imbibés d'eau froide, qui recouvrent les parties blessées, je trouve une telle déformation du poignet, que je crois à une fracture complète dans le tiers inférieur de l'avant-bras, ou au moins à une fracture du tiers inférieur du cubitus. En effet, il y a une tuméfaction circulaire de l'articulation du poignet avec bourrelet supérieur; la main est portée en dehors, la face palmaire reposant sur le lit et l'extrémité du radius faisant fortement saillie. De plus, il me semble qu'il y a un écartement considérable entre l'extrémité du cubitus et du radius et de fait la mensuration donne un écartement de près de trois centimètres, dont deux peut-être sont dus au gonflement articulaire.

La palpation exercée avec le pouce tout le long du tiers inférieur du radius démontre clairement qu'il n'y a aucune fracture de ce côté.

La palpation exécutée encore avec plus de précision sur le tiers inférieur du cubitus et des mouvements imprimés latéralement et d'avant en arrière me convainquent absolument qu'il n'y a pas de fracture non plus de ce côté. Il me reste donc la pensée qu'il y a là un déplacement, un écartement des deux extrémités cubitale et radiale et qu'il y a au moins subluxation en avant, en haut. Quoique les auteurs du *Compendium* assurent n'avoir jamais observé cet écartement avec subluxation sans fracture de l'une des extrémités, je suis obligé de m'incliner devant ce fait. Alors prenant de ma main droite la main de la malade et de la main gauche la partie inférieure de l'avant-bras, j'exerce des mouvements de traction combinés d'arrière en avant et de dehors en dedans, j'amène la main dans la direction normale, sans mouvement brusque et aussitôt le bourrelet formé par le gonflement au-dessus de l'articulation disparaît. Il y avait donc bien un déplacement, mais l'écartement entre les deux extrémités, quoique diminué, persiste encore. J'avais, avant toute manœuvre et dans la prévision d'une fracture, préparé une attelle propre à l'avant-bras et la main, bien conditionnée et matelassée. Je passe cette attelle, sous la main et le poignet recouverts de compresses trempées dans de l'eau froide et fixée par quelques tours de bandes pour empêcher le déplacemont de se reproduire, puis je formule une ordonnance ainsi conçue : axonge 20, cérat 10, extrait de belladone 15, mêlez, S. A.

Vingt minutes après je reçois la pommade. J'en étale sur une lame d'ouate, que je place immédiatement sur l'attelle après avoir soulevé la main et le poignet, puis j'en couvre ceux-ci d'une épaisse couche, par-dessus laquelle je dispose une lame d'ouate imbibée d'eau froide; je recouvre le tout d'un taffetas gommé et je refais le bandage circulaire qui doit fixer les parties pour éviter autant que possible le retour du déplacement. J'ordonne une potion calmante à prendre une cuillerée toutes les heures. Je reviens à neuf heures du soir pour renouveler moi-même le pansement. La malade souffre déjà beaucoup moins.

Le lendemain matin, à sept heures, pansement pour la troisième fois sans déplacement du membre sur l'attelle. La malade a dormi à peu près toute la nuit. Les douleurs sont presque nulles. Maintenant je ne recouvre plus avec la toile cirée et fais poser sur la face dorsale du poignet une éponge imbibée d'eau froide fixée par une épingle. A une heure et à huit heures nouveaux pansements. Mme X.., ne souffre plus; elle n'a qu'un peu de cuisson causée par la trop fréquente imbibition d'eau froide. Au dernier pansement de huit heures, je procède absolument comme d'habitude et supprime l'éponge avec imbibition d'eau froide.

La nuit a été excellente. Les douleurs ne reparaissent pas; le gonflement a presque complètement disparu; encore trois pansements ce jour-là. Finalement, le quatrième jour tout est si bien, les douleurs n'ayant plus reparu, que j'applique un un bandage dextriné pour empêcher le retour du déplacement.

Le vingtième jour j'enlève l'appareil dextriné. La malade peut exécuter les mouvements de flexion et d'extension assez facilement. Il n'en est pas de même pour ceux d'adduction et d'abduction, elle sent une gêne. Tout dégorgement étant opéré, il est facile de se convaincre qu'il n'y a eu fracture ni du radius, ni du cubitus, mais l'articulation n'a pas repris tout à fait sa forme normale; la main reste encore un peu déjetée en dehors, l'avant-bras étant placé dans l'attitude du soldat, ou en dedans quand la face dorsale se présente en avant. L'extrémité du radius est évidemment un peu plus saillante qu'à l'autre avant-bras et la mensuration exécutée donne à peu près un centimètre de différence; donc l'effet du diastasis existe encore à un certain degré quoique la subluxation ait été réduite.

Désormais un bandage roulé et bien serré va être maintenu pendant longtemps pour empêcher un plus grand écartement de se produire; au bout de six mois où je supprime tout bandage, l'écartement a diminué encore d'un demi-centimètre environ et la main quoique parfaitement libre dans ses mouvements et ayant récupéré sa force, présente encore un peu de déformation.

J'ai voulu prouver par cette observation :

1° Qu'il peut exister avec l'entorse un diastasis assez considérable pour être suivi d'un déplacement des surfaces articulaires du poignet, une demi ou subluxation sans fracture du radius, ni du cubitus; 2° que l'entorse compliquée du diastasis est dominée par la subluxation; 3° que c'est à celle-ci que le traitement doit surtout s'attaquer et que j'en ai agi ainsi; 4° mais qu'en tout état de cause, les applications de belladone ont ici, comme dans les autres cas, triomphé rapidement de l'élément douleur et ont contribué activement au dégorgement du membre, c'est-à-dire à la résolution des leucoplasies, ou exsudats, suites de traumatisme.

Neuvième observation. — Un vieillard de soixante-quinze ans, un sénateur, mon voisin, M. le comte de T..., voulant, un soir à onze heures, aller chercher une bouteille de vin de marque à sa cave, glisse et tombe le long de l'escalier. Il ne peut remonter que dix minutes après, s'étant évanoui après sa chute, par suite d'une douleur atroce ressentie au pied gauche, et ne peut remonter qu'à tâtons, sa lumière s'étant éteinte. C'est en grimpant l'escalier de la cave à quatre pattes, comme on dit, qu'il peut gagner le palier. Ses plaintes déchirantes attirent le seul domestique qui veillait encore et qui le prenant à bras le corps le dépose sur son lit.

M. le comte avait toujours placé sa confiance dans un disciple de Hahnemann, disciple hors de pair. Mais celui-ci demeurant loin, tous les gens de service étant couchés, il était difficile d'avoir recours à ses lumières. Toutefois, ayant fait réveiller un autre de ses serviteurs, il l'envoie quérir son médecin, mais les souffrances allaient toujours leur train et avec elles l'impatience. Bref, à minuit et demi, n'ayant pu avoir son médecin qui était parti à la campagne, il me fit instamment prier de venir à son secours.

J'arrive à une heure du matin auprès du malade qui se plaint amèrement des douleurs qu'il éprouve et de son déboire causé par l'absence de son médecin. L'articulation tibio-tarsienne est fortement tuméfiée, mais il n'y a ni fracture, ni déplacement des surfaces articulaires. Le ligament latéral externe me parait avoir subi quelque éraflure, ainsi que la synoviale articulaire : le pied se trouve incliné en dedans, mais il est ramené facilement à sa direction naturelle à travers les très grandes souffrances que causent les manipulations. Il me paraît démontré qu'il ne s'agit que d'une entorse légitime compliquée des lésions signalées, mais sans diastasis prononcé, sans fracture ni luxation. On va chercher chez le pharmacien le plus proche, la pommade dont j'ai formulé l'ordonnance. Penant ce temps, le pied est couvert de compresses trempées dans l'eau froide.

A une heure et demie le pansement est terminé. Comme M. de T... a très soif, autant par suite des souffrances que par suite de la très grande chaleur de la nuit, il demande l'autorisation de se rafraîchir avec le fameux vin qu'il avait eu l'intention d'aller chercher lui-même et qu'il envoie prendre par son valet de chambre. Je lui prédisais un bon sommeil pour la matinée; il me rit simplement au nez en me disant que je lui donnais de l'eau bénite. Le valet de chambre devait renouveler toutes les heures ou toutes les heures et demie le pansement.

Le lendemain, à huit heures, je me présente chez M. de T... Il dort profondément, le valet de chambre ne veut pas le réveiller. Je prescris de refaire encore les onctions toutes les deux heures.

Je reviens à midi, le malade est à table avec un de ses amis qui demeure dans la même maison et prend ses repas avec lui. Il se lève, vient au devant de moi pour me montrer qu'il marche sans souffrance ; je lui conseille encore deux jours de repos, en faisant trois onctions par jour.

Le surlendemain il allait au Sénat et a continué à y aller tous les jours, mais en tenant un bandage roulé autour de l'articulation.

Dixième observation. — Il s'agit ici d'un demi-succès, mais on va voir à quelle cause il faut évidemment l'attribuer.

Le sujet est également un vieillard, mais un vieillard un peu alcoolique, qui, malgré son grand âge et quelques infirmités, monte à cheval au moins deux à trois heures tous les matins, quel temps qu'il fasse, et va tous les jours, l'après-midi, faire sa promenade en phaëton qu'il conduit lui-même, au bois de Boulogne, où il met pied à terre pour marcher environ une demi-heure.

C'est après ma chute, à Dieppe, que, ne m'ayant pas vu pendant deux jours, il me rattrapa à ma première sortie au Bois, et me fit lui raconter mon accident et ma rapide guérison dont il était témoin. A son tour il resta quatre ou cinq jours sans faire sa promenade habituelle; puis, ne pouvant plus résister à être enfermé sans aller respirer l'air au Bois, se sentant devenir fou, il s'était fait hisser dans une victoria, la jambe gauche placée sur une planche en déclivité et le pied appuyant obliquement sur un coussin.

Cinq jours avant, son cheval s'était abattu sous lui et le pied gauche avait été pris sous le flanc du cheval tombé sur le côté gauche. Il avait cru avoir le pied broyé; on l'avait transporté chez lui. On l'avait soumis au repos complet avec un bandage roulé imbibé d'eau blanche et d'alcool camphré. Grand fumeur et buveur en même temps, il dormait habituellement peu et périgrinait une partie de la nuit. Cette fois il avait eu une insomnie complète les deux ou trois premières nuits, et n'avait pu tolérer le chloral qu'on lui avait administré.

Il devenait fou; on calma son cerveau avec quelques doses d'opium, et alors les deux nuits suivantes il avait pu dormir un peu, mais constamment réveillé par les douleurs atroces éprouvées dans son pied. Telle est la narration qu'il me fit. Sachant le résultat que j'avais obtenu des onctions avec la belladone, il m'en demanda la formule que son domestique vint chercher à cinq heures du soir.

Avec la formule je prescrivis les indications suivantes : faire quatre onctions jusqu'au lendemain matin, et quatre nouvelles onctions ensuite dans la journée; après chaque onction mettre une lame d'ouate imbibée d'eau froide et recouvrir le tout avec un taffetas gommé. Mais lui, craignant l'eau froide pour ses rhumatismes, se contenta des onctions et d'une lame d'ouate sèche; néanmoins il put reposer jusqu'à minuit; alors ressentant une chaleur insupportable au pied, il se débarrassa du tout et remit ses compresses imbibées d'eau blanche et d'alcool camphré, ce qui n'empêcha pas les douleurs de revenir de plus belle, et de passer le restant de la nuit dans un état d'excitation impossible.

Je le revis au Bois, dans sa victoria, où il souffrait beaucoup. Il me raconta tout ce qu'il avait fait et son désappointement.

Je lui expliquai qu'il avait manqué à une partie essentielle du traitement, d'autant plus essentielle, qu'il était alcoolique et grand fumeur; il avait omis d'imbiber l'ouate dans l'eau froide. Je lui recommandai de le faire, de boire et fumer un peu moins et de prendre deux pilules d'extrait thébaïque à 0,05 chaque.

Avec ces nouvelles indications, il put rester au lit toute la nuit avec des souffrances modérées, très supportables; mais il ne pouvait poser son pied à terre et s'appuyer dessus sans réveiller des douleurs très vives.

Il est certain que les articulations tarsiennes, tarso-métatarsiennes et calcanéo-astragalienne avaient dû être fortement endommagées, sans que je puisse indiquer en quoi et comment avec précision, puisque je n'avais jamais vu son pied que chaussé dans une pantoufle et en voiture.

Au quinzième jour de l'accident, il se faisait hisser sur son cheval et reprenait ses promenades du matin. Cela lui était nécessaire et il aurait mieux aimé mourir que de ne pas les faire.

Il supportait mieux les douleurs qui s'étaient affaiblies, mais il ne pouvait, l'après-midi, que monter en victoria et toujours dans la même position.

Bref, il continua pendant un mois les onctions belladonnées, avec l'ouate imbibée d'eau froide.

Il en ressentait un grand soulagement. Passé ce temps, il se contenta d'un bandage roulé avec compresses d'eau-de-vie camphrée et d'extrait de saturne, et ce n'est qu'à la fin du deuxième mois qu'il put marcher un peu et monter sur son phaéton pour conduire lui-même.

Au troisième mois il pouvait faire une promenade d'un quart d'heure à une demi-heure à pied, en se reposant de temps en temps. Ce n'est que dans le courant du cinquième mois qu'il était complètement guéri et revenu à son état normal.

C. — PHYSIOLOGIE ET PHYSIOLOGIE PATHOLOGIQUE SUR LA BELLADONE

La belladone est depuis fort longtemps employée dans la thérapeutique pour combattre les névralgies, soit en onctions, en frictions, soit administrée à l'intérieur.

Trousseau était même arrivé dans la sciatique, après avoir fait une incision cruciale à la peau, à en insinuer entre les lèvres de la plaie, ce qui était un acheminement v rs les injections sous épidermiques. Dans les constrictions anales, vésicales, dans les contractions rigides du col durant l'accouchement qui ne sont pas suivies de dilatation, etc., son emploi est de pratique usuelle.

On l'administre à l'intérieur pour combattre cette constriction circulaire de l'extrémité de la jambe consécutive à la myélite. Je ne parle pas de ses effets mydriasiques si bien connus. Les injections hypodermiques d'atropine pour combattre la sciatique et autres névralgies rebelles ont été généralement adoptées quoiqu'elles ne soient pas sans danger.

Il est plus facile de faire de la science en compulsant les dictionnaires, les revues et les mémoires, ce qui est à la portée de tous, que d'écrire en s'appuyant sur des résultats personnels, ce qui ne peut découler que d'un grand nombre de faits observés et de l'iniatiative individuelle.

J'ai, pour mon compte, pratiqué des injections hypodermiques d'atropine dans vingt-cinq cas de sciatiques rebelles à tous les autres traitements. Dans trois je n'ai obtenu qu'un soulagement passager; dans ces cas, la sciatique était subordonnée, suivant toute probabilité, à une lésion organique que je n'ai pu préciser. Malgré les plus minutieuses investigations, je n'aurais émis que des hypothèses.

Dans les autres vingt-deux cas, j'ai eu un succès complet et rapide, mais non sans éprouver des transes abominables dans quelques-uns. Tout en me servant de la même solution et aux même doses, j'ai vu, dans quatre cas, survenir une intoxication très menaçante.

Dan ces quatre cas les remèdes pronés contre l'intoxication ne donnant pas de résultat, j'ai du recourir aux injections hypodermiques de morphine qui ont amené la cessation des accidents après quatre, cinq et six injections à intervalle d'une demi-heure à vingt minutes chaque. J'ai été tellement inquiet pendant cinq heures, dans le dernier de ces cas, que j'ai décidé ne plus jamais recourir aux injections d'atropine, tant est instable son action toxique sur certains sujets, ce qu'on ne peut prévoir d'avance; tant c'est une médication à surprise.

Quel formidable *tolle* n'entraînerait pas pour le médecin la mort d'un malade, se portant bien en dehors de sa sciatique, si par hasard il était tué raide par cette tentative.

Il importe maintenant de rechercher quelle peut être l'action physiologique de la belladone par rapport aux remarquables résultats qu'elle fournit dans l'entorse. A des hypothèses plus ou moins probantes, sont venus s'ajouter des expériences et des faits thérapeutiques concordants.

Si on se borne à l'analyse des lésions fonctionnelles, on constate que, pour les nerfs de la sensibilité et pour les fonctions motrices, elle est plutôt paralysante que convulsive, et que cette paralysie porte principalement sur les muscles annulaires et constricteurs. Les nerfs vaso-moteurs, tant de la peau que des muqueuses, peuvent expliquer par leur surexcitation la sécheresse, la pâleur et l'insensibilité de ces téguments.

Les expériences physiologiques et les essais thérapeutiques de Brown-Sequard ont précisé encore davantage l'action intime de la belladone.

Selon lui, elle est un excitant puissant des vaisseaux sanguins, spécialement de ceux de la moelle épinière et de ses enveloppes, d'où il résulte qu'elle diminue la quantité de sang dans le canal vertébral et produit par là une dépression relative des propriétés vitales de la moelle et de ses nerfs.

C'est à cette anémie relative de la moelle que se ratta cheraient le ralentissement du cœur et du pouls, l'abaissement passager de la pression du sang obtenu par Schroff et Bobkin pour les faibles doses. L'affaiblissement des sphincters s'expliquerait également par cet état de la moelle; la sécheresse de la bronche, la pâleur de la face, par la constriction vasculaire active. (*Dict. de méd. et chir. pratiq.*, t. IV, p. 763).

Ces notions physiologiques, résultant d'expériences et d'essais thérapeutiques, expliquent mes succès d'une manière suffisante, j'allais dire parfaite.

D. — CONCLUSIONS

1° Au-dessus de tous les traitements jusqu'ici employés contre l'entorse et le diastasis, paraît devoir s'imposer celui des onctions avec la belladone, pour faire disparaître rapidement l'élément douleur et parallèlement plusieurs des nombreux accidents morbides qui l'accompagnent ou le suivent, et cela à titre de résolutif.

2° Pour que ces onctions aient une ressemblance aussi complète que possible avec le fameux emplâtre de la vieille sœur de l'Hôtel-Dieu de Paris, et pour qu'elles puissent, par leur renouvellement fréquent, avoir le même effet que cet emplâtre, il faut, d'après mon expérience, faire un mélange par moitié d'extrait de belladone et d'excipient, soit : 15 grammes d'extrait de belladone pour 20 grammes d'axonge et 10 grammes de cérat, total 30 d'excipient; le cérat rendant plus extensible la pommade. Il faut, en outre, après avoir déposé une couche de cette pommade sur et autour des parties malades, appliquer par-dessus une lame d'ouate imbibée d'eau froide, recouvrir ensuite le tout d'un taffetas gommé et maintenir par un bandage peu serré.

Au fur et à mesure des renouvellements des pansements la ouate humide absorbe ou attire à elle une partie de la pommade, si bien qu'en la faisant resservir dans les pansements consécutifs, après nouvelles onctions belladonées, elle offre une très grande ressemblance avec l'emplâtre, sans en avoir les inconvénients; c'est-à-dire une dureté inutile et ayant peut-être plus d'efficacité sur la peau, qui l'absorbe mieux, vu son état de quasi-dilution.

3° Ces pansements doivent être renouvelés d'abord toutes les heures au moins, puis toutes les heures et demie ou deux heures, et enfin, toutes les quatre, six et huit heures, suivant les effets obtenus, pour, enfin, dans les deux derniers jours, n'être renouvelés que le matin et le soir.

4° Généralement, en huit ou dix heures, l'élément douleur a été vaincu. Donc, voilà bien établie l'action dolorifuge de la belladone. Les mouvements articulaires commencent à s'exécuter sans souffrances, et, dans les entorses simples ou légitimes, les malades peuvent marcher dans les vingt-quatre heures ou même plus tôt; ce qui démontre clairement que, si elle est dolorifuge, la belladone jouit également d'une puissance résolutive incontestable; tandis que dans cell s compliquées de diastasis avec plus ou moins de lésions consécutives, la douleur disparaît presque aux mêmes échéances, mais les mouvements sont encore peu possibles et ne s'effectuent librement que quand les désordres matériels ou lésions consécutives au diastasis sont réparés.

Sur trois cents cas environ qui ont passé par mes mains, dans une pratique de plus de vingt ans d'une vaste clientèle, je n'ai voulu citer que dix observations bien détaillées, pour ne pas donner à ce travail une extension démesurée. Les entorses étant de tous les jours et de tous les instants, par conséquent l'expérimentation étant immédiatement possible pour tous les praticiens, le jugement peut être rendu à bref délai.

Parmi ces dix observations, trois sont relatives à ma personne. J'ai pu, par conséquent, préciser les sensations mieux que dans toutes les autres, fixer les modifications survenues et noter avec une rigueur mathématique les dates, les heures des accidents, celles de leur durée et de guérison. La dixième observation, relative à un vieillard alcoolique, est presque un insuccès complet; mais, en a lisant, on reconnaît de suite les causes de l'échec; j'ai tenu à la citer, parce que c'est le seul échec que j'ai eu à constater jusqu'ici, et que cet insuccès est encore un enseignement.

BIBLIOTHÈQUE NATIONALE
R.F.
IMPRIMÉS

Paris. — Charles UNSINGER, imprimeur, 83, rue du Bac.

113

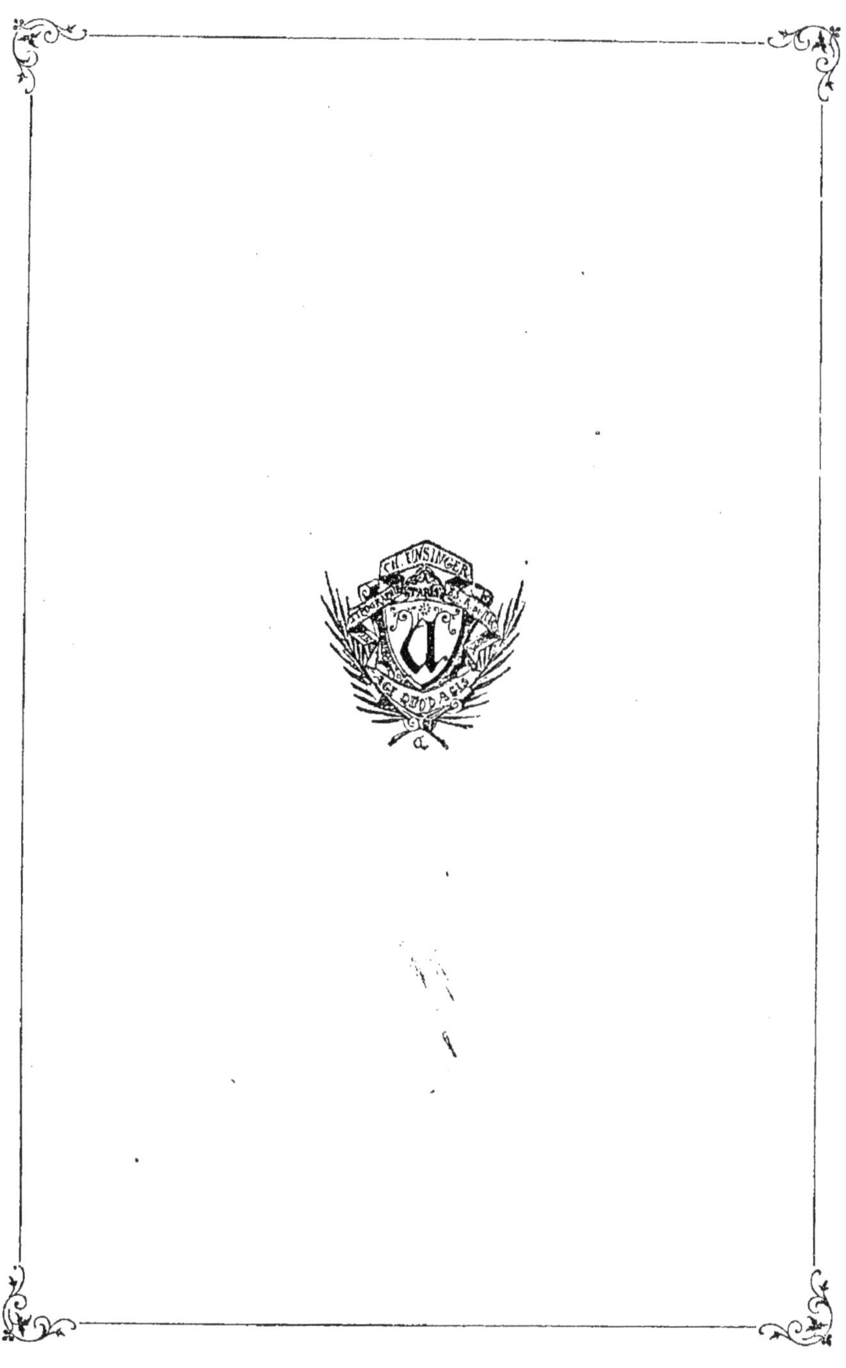
CH. UNSINGER
AGE QUOD AGIS

www.ingramcontent.com/pod-product-compliance
Ingram Content Group UK Ltd.
Pitfield, Milton Keynes, MK11 3LW, UK
UKHW021035260726
13994UKWH00005B/2160

9 782329 064987